人材育成
バイブル本

知らないと院長が損をする！
スタッフの"いまどき"マナー

［著］
成田 美和子

クインテッセンス出版株式会社　2017
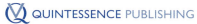

Berlin, Barcelona, Chicago, Istanbul, London, Milan, Moscow, New Delhi, Paris, Prague, São Paulo, Seoul, Singapore, Tokyo, Warsaw

はじめに

　生まれたときから医療人がいる環境で育ちました。母は看護師をしており、定年まで40数年の間に3度の出産をし、一度も辞めることなく務めあげました。母が私に与えた影響は大きく、思いやりの精神、自分に厳しくあること、人に迷惑をかけないこと、不快な思いをさせないことなど、すべて母の働く姿勢、背中から学びました。母はお世辞にも美人とは言えませんが、いつも清潔感のあるユニフォーム姿でテキパキと笑顔で働き、周囲への気配りを忘れない人でした。人の嫌がること・大変なことにも不平不満を言わず引き受ける潔さは、美しく憧れの女性でした。

　妹は母と同じ看護師の道へ進みましたが、私は営業職に携わりました。しかし、当初は営業職に対して、押しが強くて、断ってもしつこい人……そんな嫌悪感を抱いていました。そこで2つの「しない」ことを決めました。

❶ 自分がされて嫌なことはしない
❷ お客様の嫌がることはしない

　具体的には、私の考える「清く・正しく・美しく」を実践しました。

[清くあれ]　　清潔感、身だしなみに気を配り、ごまかしや曇りない心で接することを心がける。

[正しくあれ]　善悪を判断し、道徳心を優先する。正しいことをしようとすると、時として少数派になることもある。それでも正しいほうを選択し行動する勇気を持ち続ける。

[美しくあれ]　生まれ持った造形ではなく、思考、行動、習慣から身についた所作や発言に、人は「快」「不快」を感じ、清く正しい言動、姿勢に人は「美しさ」を感じる。生き方が美しい人を目指そう。

　医療の現場は、清潔、安心、安全でなければなりません。そのためにも院内で働くスタッフ全員が「清く・正しく・美しく」あってほしいと願っております。

　今回執筆にあたってご支援ご協力を賜りました株式会社モリタ小坂亮二様、濱田吉嗣様、クインテッセンス出版株式会社山形篤史様、大谷亜希子様に心より御礼申しあげます。本書が皆様のお役に立つことができれば、著者としてこれほどうれしいことはありません。皆様のご清栄を心よりお祈り申しあげます。

2017年3月
成田 美和子

推薦の言葉

　歯科医師として臨床現場に出る前の歯学部6年プラス臨床研修期間1年の計7年間で、相手に好印象を与えるさわやかな笑顔や、TPOに合わせた正しいお辞儀の仕方などを教えてもらった経験はありますか？　一般の方誰もが知っている社会常識や、あたりまえのビジネスマナーを知らない医療人は意外と多いです。経営者である院長が知らないのですから、スタッフを教育できるはずもありません。そのため患者さんは、院長やスタッフの残念な態度に幻滅して、治療技術を評価する前に黙っていなくなるのです。

　すべてのビジネスにおいて"差別化"は、成功するためにもっとも必要なことでしょう。一般の方からも心配されるくらい大変な歯科医院経営ですから、いかに他の競合医院との違いを見せられるかが、成功の鍵と言っても過言ではありません。しかし何事においても個性を極めるには、基本がしっかりできていなければなりません。トリッキーな小手先のまやかしではなく、息の長い本当の特徴を身につけることが大切です。

　これから経営者になる人も、すでに経営者として時間が経過している人も、もう一度基本にかえってワンランク上のマナーを身につけてみませんか？　時代の流れとともにマナーも徐々に変化していきますから、もちろん身につけるのは、「いまどきマナー」でなければなりません。

　本書は、いまさら恥ずかしくて人に聞けない、誰に相談していいかわからない……そんな悩みを抱えている医療人への処方箋です。バイブルとして院長室の書棚に並べたい1冊です。

2017年3月
梅田 和徳
[KU歯科クリニック理事長、歯科医師]

推薦の言葉

　フリーランスになって20年、多くの歯科衛生士の育成に携わってきました。"病気を治せる歯科衛生士""予防できる歯科衛生士"を育てるために、知識や技術を一生懸命伝えてきました。歯科衛生士が携わる歯周治療やう蝕予防には、知識や技術が必要なのは当然ですが、それらと同様に私が伝えたいことは、「医療倫理観」です。患者さんに対して敬意、そして誠意を払い、ふさいでいる心を少しでも前に向けるようサポートしていくために、医療人としてどのような振る舞いや言葉がけを心がけるべきかを考えて学ぶことです。

　医療倫理観を高めるには、本書に書かれていることを当然身につけていなければなりません。「身なり」はその人の医療に対する姿勢を表していますし、「言葉」は医療人としての性質や品格を、そして人となりを映し出しているように感じます。しかし、現在の歯科界を見ていると、医療人にふさわしい身なりや言葉遣いなどができている人は少ないように思います。また、毎年多くの歯科衛生士が輩出されているにもかかわらず、歯科衛生士不足は一向に解消されません。そのためいろいろなことが置き去りになりつつあると危惧しています。

　医療は人と人とのかかわりです。勇気を持って来院してくださる患者さんに対して、本当の意味で敬意や誠意を持って接していこうと思うのであれば、今一度原点に返って本書を読み、ひとつひとつ自分にあてはめてみてください。経験の浅い方はどのようなことに気をつければいいのかをしっかり学び、経験のある方は長い年月の中であたりまえのことが守られているか、そしてそれらを後輩にきちんと伝えることができているだろうかと、考えながら読んでほしいです。私自身がそんな思いでこの本を読ませていただき、反省点をみつけました。明日の臨床からすぐに活かして、また伝えていきたいと思います。

2017年3月
石原 美樹
[株式会社COCO DentMedical代表取締役、歯科衛生士]

contents

はじめに ……………………………………………………… 3

推薦の言葉 …………………………………………………… 4

PART1 好感のもたれる人が実践している 立ち居振る舞い&話し方の原則45 …………… 9

[社会人の基本] ……………………………………… 10
[相手への印象づけ] ………………………………… 11
[身だしなみ] ………………………………………… 18
[挨拶] ………………………………………………… 20
[笑顔] ………………………………………………… 21
[話し方] ……………………………………………… 22
[電話中の話し方] …………………………………… 24
[コミュニケーション] ……………………………… 26
[社会人としての心構え] …………………………… 28

人材育成バイブル本　知らないと院長が損をする！　スタッフの"いまどき"マナー

PART2　目指そう！女子アナメイク・髪型・姿勢で好印象を与える医療スタッフ　……… 33

1. 好感のもてる職業は女性アナウンサー！ …………………………………… 34
   - ❶ファンデーション選び …………………………………………………… 34
   - ❷まゆ毛の形 ………………………………………………………………… 36
   - ❸まゆ毛の描き方 …………………………………………………………… 37
   - ❹アイメイク ………………………………………………………………… 38
   - ❺チーク ……………………………………………………………………… 39
   - ❻リップメイク ……………………………………………………………… 40
2. "清潔感"のあるヘアメイクで好印象に！ ………………………………… 41
   - ❶ヘアカラー ………………………………………………………………… 41
   - ❷ヘアケア …………………………………………………………………… 42
   - ❸ショートヘアの場合 ……………………………………………………… 42
   - ❹ロングヘアの場合 ………………………………………………………… 42
3. 印象を左右する立ち方・姿勢 ……………………………………………… 43
4. 写真で見る"好感のもてる人""好感のもてない人" ……………………… 44

PART3　好感度が高い人の言葉の使い方　……………………… 47

1. 敬語 …………………………………………………………………………… 48
2. 謙譲語 ………………………………………………………………………… 49
3. クッション言葉 ……………………………………………………………… 50
4. 相手をいたわる言葉がけ …………………………………………………… 52

PART4　信頼される人が実践している報告・連絡・相談　……………………… 55

1. 「報告」「連絡」「相談」における原則 ……………………………………… 56
2. 「報告」とは ………………………………………………………………… 57
3. 「連絡」とは ………………………………………………………………… 59
4. 「相談」とは ………………………………………………………………… 60

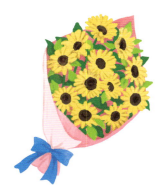

PART1

好感のもたれる人が実践している立ち居振る舞い&話し方の原則45

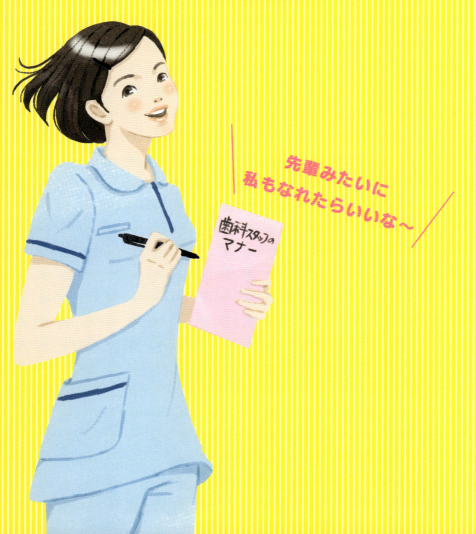

先輩みたいに私もなれたらいいな〜

歯科スタッフのマナー

[社会人の基本]

挨拶、言葉遣い、電話応対、報告、連絡、相談などの社会人としての基本がきちんとできてこそ、仕事が成り立ちます。

残念ながら、挨拶や言葉遣い、電話応対や報告・連絡・相談など、きちんとできていなくても仕事に支障がないと思っている人が多いのが実情です。

ビジネスパーソンとして、相手を不快にさせないマナーを身につけることは必須です。

研修でビジネスマナーをお伝えしているときに、必ずお話することがあります。それは、「マナーは何のために存在しているか」についてです。「○○マナー」という言葉を思い浮かべてください。テーブルマナー、携帯マナーなど、マナーはさまざまなところに存在します。ではマナーを守らないとどうでしょうか？自動車の運転マナーの場合、運転手、歩行者がマナーを守らなかったらきっとヒヤっとすることや事故が起きますよね。職場でもマナーを守らないと、人と人のぶつかり合いが起きてしまいます。私は、「マナーとは相手を不快にさせないこと」とお伝えしています。

「守破離」という言葉がありますが、剣道や茶道などで、修業における段階を示したものです。マナーは、「守破離」の「守」にあたります。まずは型を覚え、基本を身につけてこそ応用できるのです。

「型破り」とは基本の「型」を覚え、「型」を身につけたうえで工夫をして自分のものにしていくことです。「型」があるから型破り、「型」がなければ型なしというわけです。

 守 … 師や流派の教え、型、技を忠実に守り、確実に身につける段階。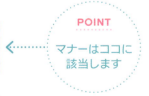

POINT マナーはココに該当します

破 … 他の師や流派の教えについても考え、良いものを取り入れ、心技を発展させる段階。工夫すること。

 離 … ひとつの流派から離れ、独自の新しいものを生み出し確立させる段階。工夫して発展させること。

（出典：デジタル大辞泉）

[相手への印象づけ]

原則3 第一印象でもっとも相手に影響を与えるのは、視覚からの情報です。

　アメリカの心理学者アルバート・メラビアン氏が提唱した「メラビアンの法則」によると、第一印象にもっとも影響を与えるのは視覚情報（55％）です。次いで聴覚情報（38％）、言語情報（7％）です。目から入る情報は相手に与える影響が大きいのです。身だしなみ、髪型、表情、目の動き、色、ジェスチャーなど、目から入ってくる情報はたくさんありますが、相手は一瞬で「感じがいい」「感じが悪い」と判断しています。「親しき中にも礼儀あり」と言いますが、初対面の方はもちろんのこと、院内でも視覚情報を意識して「感じがいい○○さん」を目指しましょう！

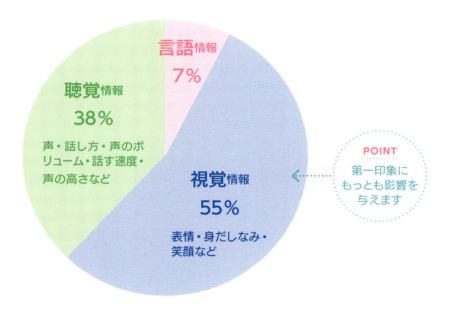

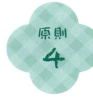

原則4　人は第一印象で決まると言っても過言ではありません。

　私は小さい頃から人見知りで、コンプレックスも強く、人と接することが苦手でした。20代までは、相手にどう思われるかなど気にせず、一生懸命やれば評価される、結果を出せば評価される、と思いこんで仕事をしていました。30代になり、初めて営業職に就きました。子育てしながら人見知りの私が営業職なんて大丈夫？と思いながらのスタートでした。

　営業職に就いたことで、第一印象の重要性を学び、話し方や所作に気を遣うようになりました。成果を出しても納得のいく評価を得られなかった悔しい20代とは違い、成果を出し、実力よりも高評価され驚くようなことが起きました。そのことにより自信もつきコンプレックスも減っていきました。自分が与えたい印象を自分が決め、相手を「快」にすることで人生が好転したと言っても過言ではありません。あなたはどんな印象を与えたいですか？

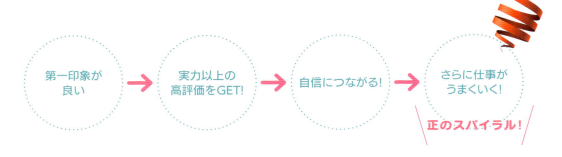

第一印象が良い → 実力以上の高評価をGET! → 自信につながる！ → さらに仕事がうまくいく！　正のスパイラル！

原則5　「なか身」ではなく、「見た目」だけで評価されることは、少なくありません。

　私の祖父母は農家で、お米やきゅうりを栽培していました。幼い頃は、田んぼやビニールハウスの中が楽しく、遊び感覚で祖父母の手伝いをしていました。もぎたてのきゅうりを分別していく作業をしていたときのことです。

　まっすぐなきゅうりと曲がったきゅうりで分別する箱が違うのですが、祖母に「なんで大きさとか重さとかで分けないの？」と質問したところ、「形がきれいなほうが高く売れて、曲がっていたり、形がいびつなきゅうりは安くしか売れないんだよ」と言われました。祖父母の家で食べるきゅうりは、まっすぐなきゅうりも曲がったきゅうりもどちらもおいしかったのに、味ではなく形で評価が違うことを知り、小学生ながら「世の中見た目が大事なんだな」ということを強烈に感じたでき事でした。

原則 6　相手に与える印象は、自分が作るものです。

どんな印象をもたれたいですか？ 明るい人？ 優しい人？ 信頼できる人？「こう見られたい」と思う自分と、他人から見られている自分は一致していますでしょうか？

印象というと相手が印象を決めているかのような言い回しをしますが、実は自分の与える印象を自分で決めることができます。しかし決めることができるのに気づいていません。表情、立ち居振る舞い、発言など印象はあなた自身が発信しています。

あなたが相手にもたれたい印象を書いてみましょう。

原則 7　ビジネスシーンでは、見た目が大事です。歯科医院も例外ではありません。

幼い頃から「人は見かけで判断してはいけない」と耳にしてきましたが、ビジネスシーンにおいては、やはり見た目が大事です。見た目が清潔で穏やかで感じが良くて損をすることはありません。その反対に、初見で印象が悪くて損をすることはたくさんあります。

私も20代のころ、とても悔しい思いをしました。仕事で評価されたくて人一倍働き、目標も達成していたのに、納得のいく評価を得られないことに不満がありました。また実力では劣っている同僚が評価されることに、ストレスを感じていました。思い出すのは、ニコニコしながら作業していた彼女と、周囲に配慮する余裕もなく無我夢中で仕事をしていた私。きっと上司やクライアントからは、彼女のほうが好印象だったのでしょう。

今にして思えば私に問題があったのですが、その頃はそれを受け入れることができませんでした。技術の習得やスキル、成果も当然大切なことですが、人としてのスキルも磨かなくてはならないということを実感した苦い思い出です。

原則 8 　好印象を与える人は、あたりまえのことができている人です。

　あたりまえのことをあたりまえに行うことは、簡単なようで実はとても難しいことです。なぜなら人は、感情のある生き物だからです。
　気分の良いとき、そうでないときがあります。また対人とのコミュニケーションでは、気が合う、合わないなど相性もあります。毎日、誰にでも、いつでも、どこでも一定の精神状態で、笑顔で挨拶ができる人は、なかなかいません。だからこそ挨拶や会釈、言葉遣いがあたりまえにできることは、高く評価されるのです。

原則 9 　習慣化されたしぐさ・所作が、人となりを作ります。

　人は習慣の生き物です。気づかないでしてしまっている良い癖、悪い癖があります。たとえば、動きが大きく、扉や引き出しなどを閉める際、必要以上の音を出す部下がいました。本人に尋ねるとまったく自覚がありませんでした。しかし、歩く音もドスドスパタパタ、扉はバタンバタン。どこにいて何をしているかが音でわかってしまうのです。テキパキと仕事をすることは良いことですが、時として必要以上に音を出していたり、物を落としたりしてしまいがちです。落ちついた動作、しなやかな所作で過ごすよう心がけましょう。
　見た目とは、生まれもった造形の美しさではなく、習慣から醸し出す表情やしぐさで、その人の「人となり」がわかるものです。

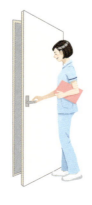

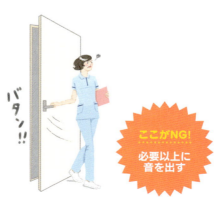

原則10 お辞儀だけで、人となりが伝わります。

　AKBの選抜総選挙をご覧になったことがありますか？ 総勢250名を超える女の子が、一人ひとり名前を呼ばれて登場し、会場に入っていきます。そんな中、私は彼女たちのお辞儀が気になりました。ペコッと頭を下げる子もいれば、深々と頭を下げる子。ポーズを取る余裕のある子もいます。そして、下位から順番に発表があり、選ばれた子はコメントする時間が設けられているのですが、おもしろいくらいお辞儀や自己紹介と順位が比例していました。

　下位の子はしゃべりながらペコリと頭を下げたり、お辞儀をしない子もいたり。自分の所属チームと名前をハッキリ発声する子はあまりいませんでした。しかしさすが上位にいる子は、ゆっくりとお辞儀をし、所作がとてもていねいでした。

　ゆっくりお辞儀をすると、お辞儀している本人は長く感じてしまうかもしれませんが、見ている側はとても感じが良いものです。初対面の方と会ったとき、お礼を言うとき、お詫びするとき、ていねいなお辞儀を心がけていますか？

原則11 日頃の表情や行動で、あなたの印象は決まります。

　先日、友人たちからお祝いの花束をいただきました。不思議なことに、すべてヒマワリ。そして掛けられた言葉も「成田さんのイメージは黄色やオレンジ！」「お花にたとえるとヒマワリだね」と。ヒマワリのイメージは、明るい、元気、夏などポジティブなイメージですよね。友人たちには、成田美和子は「明るい、ポジティブ」というイメージのようです。

　では、イメージは何によって決定づけられているのでしょうか。第一印象から始まり、日頃の表情や行動がイメージを作っています。あなたはどんなイメージに思われたいですか？ またビジネスシーンにおいて、どんなイメージが適切だと思われますか？

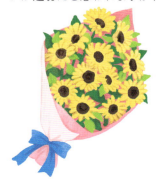

原則 12　第一印象には、声や話し方も大事な要素です。

　聴覚情報は38％と約4割も影響しますから（P11）、声や話し方も第一印象では大変重要な要素となります。相手が聞き取りやすい大きさの声で、ていねいな発音を心がけましょう。不自然に語尾を伸ばしたり、だらしない言い方にならないよう留意しましょう。

原則 13　3種類のお辞儀の用途を理解して使いこなせば、好印象を与えられます。

　お辞儀には、会釈、敬礼、最敬礼の3種類があり、それぞれに用途があります。
　会釈は同僚や患者さんに挨拶する際のお辞儀です。敬礼は初めてお目にかかる方にご挨拶するときのお辞儀です。最敬礼はお礼やお詫びをするときなどに用いられます。
　それぞれでお辞儀の方法は異なります。会釈の場合は、少し背中を斜めに倒しながら笑顔で会釈をすると印象が柔らかくなります。敬礼と最敬礼の場合は、頭を上げる際にゆっくりと上げましょう。お辞儀をしている本人は、長い時間に感じてしまうかもしれませんが、見ている側はそこまで長いとは感じておらず、とても感じが良いものです。

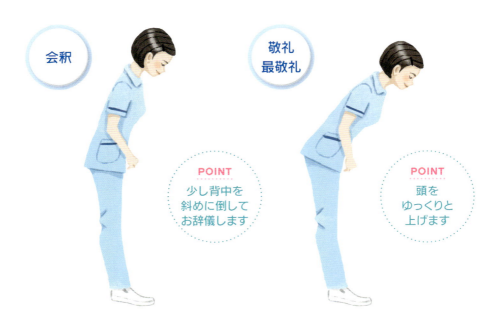

ユニフォームは正しく身につけましょう！

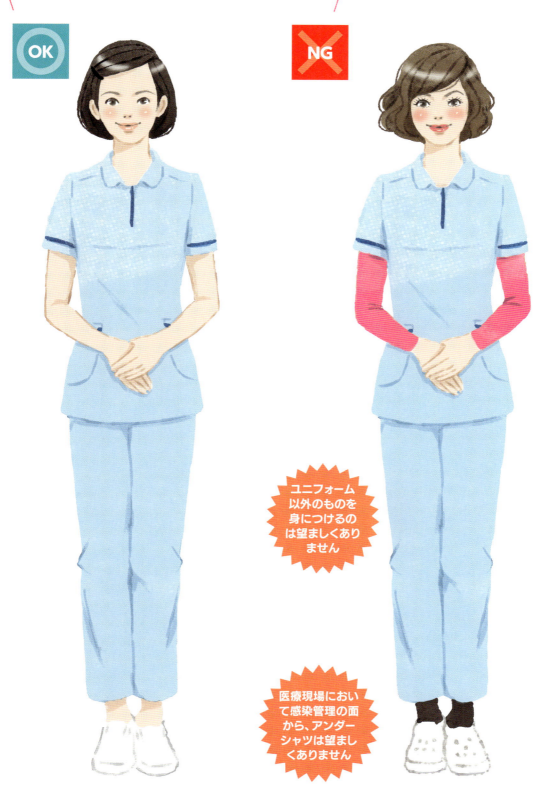

ユニフォーム以外のものを身につけるのは望ましくありません

医療現場において感染管理の面から、アンダーシャツは望ましくありません

[挨拶]

原則17　挨拶は、良い人間関係をスタートさせるための第一歩です。

　挨拶（あいさつ）の「あい」には心を開くという意味、「さつ」にはその心に近づくという意味があります。また、良い人間関係をスタートさせるためのコミュニケーションの第一歩といえます。相手の目を見て、明るく、元気よく、心を込めてするのが挨拶の基本です。「おはようございます」「いつもお世話になっております」「今後ともよろしくお願いいたします」「ありがとうございました」「お疲れさまでした」「お先に失礼いたします」と誰に対しても、元気よく言いましょう。

原則18　最上級の挨拶のポイントは5つあります。「自分から＋相手の名前＋笑顔＋アイコンタクト＋挨拶」です。

　私が実践している最上級の挨拶の法則があります。「自分から＋相手の名前＋笑顔＋アイコンタクト＋挨拶」です。どれかひとつ欠けても効果は半減します。「〇〇さん、こんにちは！」と相手の目を見ながら笑顔で、明るくハキハキと挨拶しましょう。

原則19　「つもりさん」の挨拶になっていないか、客観的に見直すことが大事です。

　企業研修で「笑顔で挨拶できる人?」と質問すると、「できます!」と答える方が100％です。しかし、実際には10人に3人、30％の人しかできません。自分では笑顔のつもり、できているつもり。「つもりさん」がたくさんいらっしゃいます。この「つもりさん」はなかなか厄介です。なぜならご自身の評価は「できている」からです。
　昨今は便利な道具があり、録画したものをその場で再生し、確認することができるようになりました。おかげで「つもりさん」が素直に「つもりさん」だということを受け入れ、改善することができます。あなたは「つもりさん」ではありませんか?

[笑顔]

原則20 相手に強く印象づけられる立ち居振る舞いは、笑顔です。

　年間1,000人以上の研修を行っておりますが、今までの研修で一番印象が残っているのは、笑顔ができている受講者たちです。それほど笑顔は人の印象に深く残ります。目を輝かせ素直に受講している姿は印象的です。

原則21 どんなときも笑顔でいる人に、ヒト・モノ・コトがついてきます。

　ことわざに「笑う門には福来る」とあります。いつもにこやかに笑っている人の家には、自然に幸福がやってくるという意味ですよね。しかし、自ら笑顔で福を引き寄せている人は少なく、良いこと（福）があったからうれしくてニコニコしている方が多いのではないでしょうか？「どんなときも笑顔」でいる人に、ヒト・モノ・コトがついてきます。なぜなら、誰しも「どんなときも笑顔」の人と接したい願望があるからです。

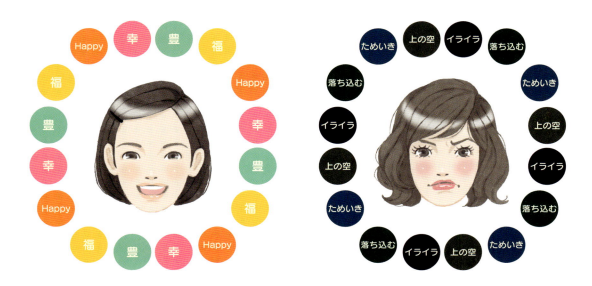

原則 22 人と人が接しながら仕事をしている以上、挨拶や笑顔は、あなたの印象を決める大事な表現です。

「成田先生に習ったことを身につけて自分が意識して笑顔で挨拶するようになったら、上司やお客様から優しく接してもらえるようになりました！」とうれしそうにフィードバックしていただきました。「基本ができることで人と差がつくのだと感じています。余裕がなくなると真顔になっているので意識して笑顔で対応できるようにします」とも。

笑顔でなくても仕事に支障がないと思っているかもしれませんが、それは大きな誤解をしています。人と人が接しながら仕事をしている以上、同僚、上司、お客様とのかかわりでは、挨拶や笑顔はあなたの印象を決める大事な表現です。

[話し方]

原則 23 話すときは相手の目を見ながら、笑顔で話します。

歯科医院は痛い、怖いと恐怖心を抱きながら来院される患者さんも多くいらっしゃいます。目を見て話しかけてもらうことで、恐怖心が和らぐこともあります。同僚や患者さんとのコミュニケーションを円滑にするためにも、アイコンタクトを意識しましょう。

原則 24 アイコンタクトは、信頼関係に大きく影響します。

自分が話すとき、相手の話を聞くとき、アイコンタクトをしていますか？ アイコンタクトをする・しないでは伝わり方、信頼関係に大きく影響します。アイコンタクトを意識してみてください。

原則29 電話で話すときも、笑顔は必須です。

　電話では相手の顔が見えないので、笑顔の必要がないと考える方がいらっしゃると思います。しかし以前、こんなことがありました。
　ある案件を依頼したく2社にお電話しました。各担当者から折り返しのお電話をいただいたとき、明らかに差がありました。実際にお会いしても、この印象は変わりませんでした。A社は笑顔もなく自社の話ばかり。しかしB社は、電話と同様、明るくさわやかな印象でした。お客様の要望に応えたいという姿勢で話を聴いてくれました。
　どちらに業務を依頼したかは言うまでもありませんね。電話の第一印象が良いと、会う前から「こちらにお願いしようかな」とすでに心が動いているのです。逆に印象が悪い場合は「こちらにお願いして大丈夫かな?」と感じています。声のトーンは顔の表情から作られます。だからこそ「笑顔で」電話応対しましょう。

原則30 電話を取るとき、切るときのキーワードは「3」。

　電話がかかってきたら、3コール以内に取りましょう。「はい、〇〇歯科でございます」「〇〇様、こんにちは」「ご予約ですね。少しお待ちいただけますでしょうか?」「お待たせいたしました」「あいにくその日はご予約が入っておりますが、〇日の〇時はお取りできます。ご都合はいかがでしょうか?」「では、〇日の〇時にお待ちしております」などと、明快にお話していきます。そして電話を切るときは、3つ数えてからゆっくりと受話器を置きましょう。

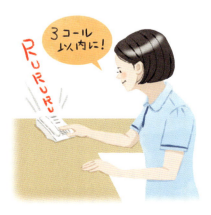

[コミュニケーション]

原則 31　聴き上手になれば、コミュニケーション力は高まります。

「コミュニケーション力が高い人はどんな人だと思いますか?」と質問をすると、必ず「話しが上手な人」という答えが挙がります。でも実際は、私は話が上手な人よりも、「聴くことが上手な人」の方がコミュニケーションの力が高いと考えます。相手の話に耳を傾け、相手の思いを感じ取りましょう。

原則 32　傾聴スキルの高い人は、「聴く」が習慣化されています。

3つの「きく」があります。「聞く」「聴く」「訊く」です。
「聞く」は、無意識でも耳に入ってくる音を感じ取ることです。BGMや雑音などは、聞こうとしていなくても耳に入ってきますよね。次の「聴く」は、耳を傾け、注意して聞き取ることです。そして「訊く」は、相手に質問するときに使うものです。コミュニケーションにおいて大事なことは、「聴く」です。

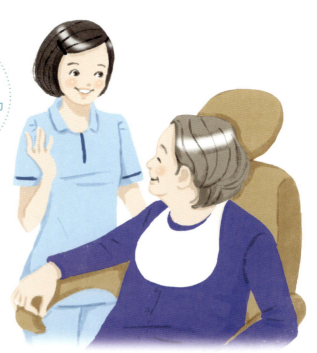

POINT
聴き上手は
コミュニケーション力
が高い

原則
33

相手に受け入れてもらうためには、相手に興味をもつこと、相手の良いところを探すことです。

　恋愛をすると好きな人のことが気になりますよね。好きな食べ物は？趣味は？誕生日は？好きな色は？次から次へと相手のことを知りたくなりますよね。職場でも相手に興味をもちましょう。興味をもつと自然と質問が浮かんできます。

　自分と相手との距離を縮めることが、コミュニケーションにおける最大の課題ですが、相手を知り、理解し、受け入れることで、相手もあなたを理解し、受け入れてくれます。「以心伝心」(心と心が通じ合う)という言葉がありますが、究極のコミュニケーションは以心伝心なのです。そのためにはまずあなたから相手に興味をもちましょう。

　また、相手の良いところ探しをしましょう。良いところを探し、それを相手に伝えれば、相手との距離が縮まるでしょう。

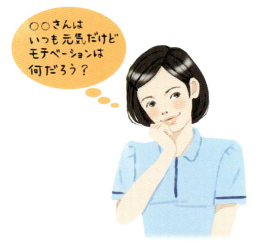

あなたがお手本にしたい人は誰ですか？

その人のどういうところを見習いたいですか？

自分に足りないものは何ですか？

[社会人としての心構え]

原則 34 健康をマネジメントすることも、印象づけにおいて大切なポイントです。

　清潔感を与える要素として、顔色が良いこと、肌が手入れされていること、髪に艶があること、などが挙げられます。寝不足や不健康な生活では、これらを維持するのは難しいと思われます。化粧のりの悪い肌、パサパサした髪など不規則な生活を連想させることのないよう、バランスの良い食事、適度な運動と質の良い睡眠を取ることで、健康をマネジメントしましょう。

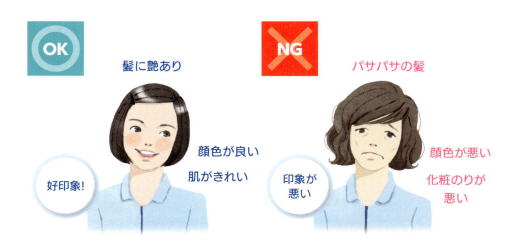

原則 35 求められている事前期待に応えられれば、物事はうまくいきます。

　高級レストランに行く際、「きっとおいしいはずだ」「サービスや心配りも一流のはずだ」と、事前に期待していることがありますよね。私が人見知りでも売上日本一になれた理由は、「事前期待を裏切らない」ことを意識して仕事に取り組んできたからだと思います。営業職に就いて、世界最大手の商品に恥じないよう、服装や髪形、肌や爪の清潔感など身だしなみに気を遣いました。また、商品説明も大切ですが、それよりも声や話し方に気を配りました。私がトップセールスになれたのは、「お客様が求めているのは何か？」に焦点を当て、自分をブランディングしたからだと思っています。

　技術やスキルを磨くのは当然ですが、あなたに求められている事前期待は何でしょうか？　また、あなたはその事前期待に応えていますか？

原則36　休み明けは、コンディション・声・表情に注意します。

　節分は季節の変わり目です。その際に生じる邪気（鬼）を追い払うために執り行われたとのことです。邪気とは心や体に病気を引き起こす悪い気のことです。みなさん邪気を払いたいと願うのですが、残念ながら邪気の集まりやすいところがあります。それは、汚れているところ、悪口を言っている人（ところ）などを邪気は好みます。
　休日は気分転換や身体を休めることが必要です。就寝前に身の回りを整理整頓し、気持ちを整えてみてはいかがでしょうか？健康管理も仕事のひとつです。邪気を払い心身ともに健康に留意してくださいね。

原則37　「できる人」こそ、実践することを心がけています。

　インプットとアウトプットがイコールでない人が多いです。つまり、「知っている、わかっている」が、実践していない人がほとんどということです。言い換えれば、実践している方は少ないので、実践している人は良い印象が強く残ります。特別なことをしなくても、ビジネスパーソンとして必要なビジネスマナーやコミュニケーションを習得することで、「できる人」になるのです。

原則38　楽なことより苦しいことを、簡単なことより困難なことを選択し、チャレンジします。

　私の研修では、最後にアンケート用紙に記入してもらっています。その用紙には「講師・成田美和子へメッセージまたはリクエストがあれば、ご記入ください」という欄を設けています。先日も研修後に記入をお願いしたところ、参加者全員からメッセージ、リクエストをいただきました。書かなくても差し支えがないところなので、空欄で出す方もいらっしゃるのですが、こちらの社員は意識が高いと感心しました。
　「してもしなくてもいい」場合、「しない」を選ぶ人の方が多いのではないでしょうか。楽なことより苦しいこと。簡単なことより困難なこと。人は、後者を選択し行動する人に感動します。応援したくなります。後者を選択しチャレンジしてください。

原則 39　「しない」を決めて実行することも大切です。

「これをする！」と決めることも重要ですが、「これをしない！」と決めることも、とても勇気のいることです。

例
- 悪口を言わない
- 遅刻しない
- ごまかさない
- 嘘をつかない

原則 40　「できる人」は、自分の気持ちや感情をコントロールしています。

「暑い、暑い」と言っても涼しくなるわけではないので、あまり口に出さないようにしています。気候や環境など変えられないことにイライラしたり、腹を立てたりしてもどうしようもありません。エネルギーの無駄遣いはしたくありません。自分の気持ちや感情をコントロールできない人が多いものです。

原則 41　課題は、「後でやろう」ではなく、「すぐ」やります。

子どもがいる家庭では、学校の長期休暇が終わりに近づくと、子どもの宿題の話題がでます。仕事でも課題はつきものですが、大人になると期限のない課題と向き合います。課題にすぐに取り組んでいますか？　それとも後回しにしてしまいがちですか？

原則42 明確な目標と課題をもって、毎日を過ごします。

「目標」があるから達成することが可能になります。明確な目標をもっているアスリートは、「なんとなく」練習をしているわけではありません。きっと練習中も何に効果があり、どうしたら課題をクリアできるかを意識しながら取り組んでいますよね。そして毎日毎日自分と向き合いながら肉体のみならず精神も鍛えています。あなたには明確な目標と、それを達成するための課題がありますか？

あなたの課題・目標を書いてみましょう。

いつまでに目標を達成しますか？

そのために毎日何をしますか？

原則43 患者さんを配慮した立ち居振る舞いで、安心感を与えることができます。

エックス線写真撮影など患者さんのご移動をご案内する場合は、「こちらへ」と言いながら向かう方向を手のひらで指示し、少し先を歩きます。その際、後方を気にかけながら誘導しましょう。このような気配りが、患者さんに安心感を与えます。

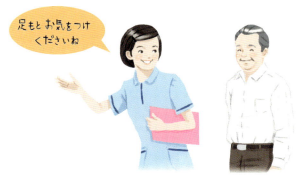

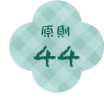

原則44 確認を怠らず、時間に余裕をもって行動し、情報を共有することで、ミスやトラブルを防ぎます。

　数学的に重大事故を防ぐことができます。ヒヤリハットの法則をご存知でしょうか。ヒヤリハットの法則とは、アメリカのハーバート・ウィリアム・ハインリッヒが論じた災害防止に関する統計です。1件の重大事故の背景には29件の軽い「事故・災害」が起きており、さらには事故に至ってはいないが「ヒヤっとしたりハッとする事」が300件潜んでいるという確率のことを指して「ヒヤリハットの法則」と知られるようになりました。1件の重大事故の背景には300件の"ヒヤリ"があるということです。言い換えれば、確認を怠らず、時間に余裕をもって行動し、情報を共有すれば、ミスやトラブルを未然に防ぐこともできる、ということなのです。

原則45 私生活でどんなことがあっても、職場に来たら気持ちを切り換えます。

　オンとオフの切り替えはできていますか？ 子どもの頃、母に叱られている最中に電話が鳴ると、まるで別人のような明るい声で話している様子に面喰っていました。当時の私には理解ができませんでしたが、働くようになって切り替えることの難しさを知ることとなりました。
　職場では、どんなことがあっても気持ちをフラットにしておきましょう。切り替えができないまま同僚や患者さんの対応をするのは、相手に不快な思いをさせ大変失礼な行為です。誰しも悲しいこと、辛いことが起きています。気分が落ち込んだりイライラしたときは、鏡を見て笑顔を作るなど、切り換える努力をしましょう。

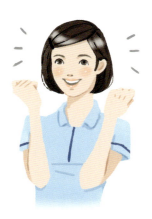

PART2

目指そう！
女子アナメイク・髪型・姿勢で好印象を与える医療スタッフ

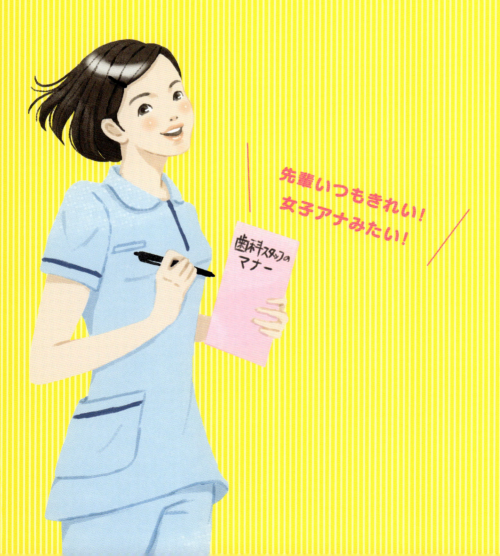

先輩いつもきれい！
女子アナみたい！

1.好感のもてる職業は女性アナウンサー!

　明るくさわやかな印象を与え、老若男女から好感をもたれている女性の職業は何だと思いますか？それは入社歴の浅い女性アナウンサー、いわゆる女子アナです。なぜ女子アナは好感がもたれるのでしょうか？女子アナはメイクがちょうどいい加減なのです。ファンデーション、まゆ毛、アイライン、アイシャドウ、チーク、リップメイク。どれも濃すぎず、薄すぎず、加減がいいのです。
　働く女性としてメイクアップは必須です。女性のビジネスマナーとしてすっぴんはマナー違反です。短い時間でも好印象を与えるメイクを施すことができます。メイクアップの基本を学び、誰からも好印象の女子アナメイクを取り入れましょう。

1　ファンデーション選び

　お顔の全体を覆うファンデーション選びは重要です。日頃どのような基準でファンデーションを選んでいますか？つけ心地が良い、肌になじむ、肌質に合っている、肌をきれいにみせてくれるなど、どれも大切なことですが、一番大切なのはご自身の肌色に合っているかどうかです。
　首と色が違っていたり、やけに白かったりしていませんか？ファンデーションの色選びは、実際の肌よりも少し濃い色を選ぶことをおすすめします。なぜなら、実際の肌と同じまたは実際の肌より白いファンデーションを選ぶよりも健康的な印象を与えるからです。小顔に見える効果もあります！Ｔゾーンだけ1トーン明るいファンデーションを使用すると、さらに小顔効果があります。
　また、紫外線により夏と冬ではファンデーションの色を変える必要もあります。夏のファンデーションは冬よりも1トーン下げましょう。

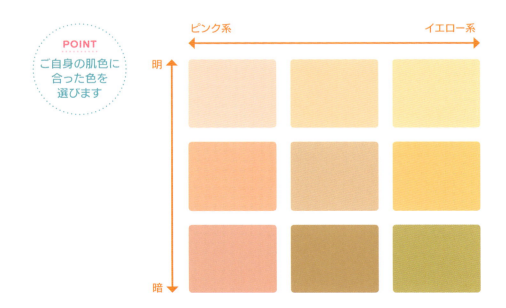

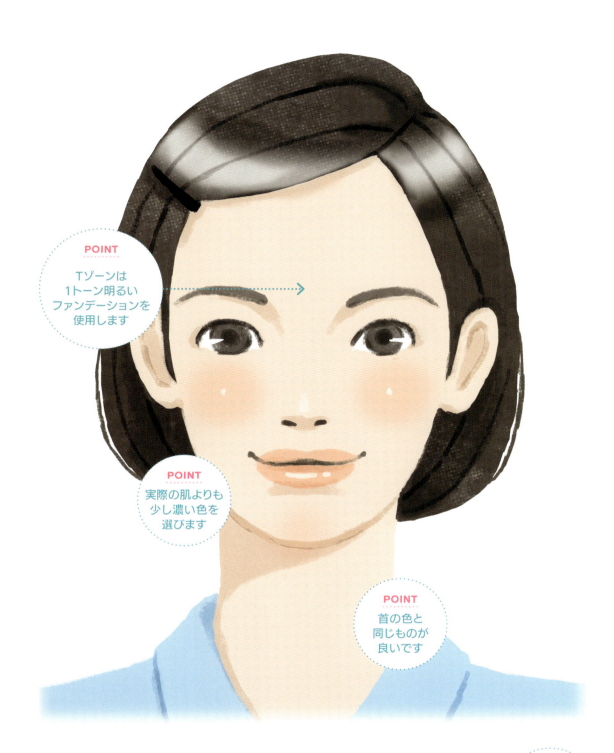

2 まゆ毛の形

　とがったまゆ毛や細いまゆ毛はきつい印象を与えます。また、まっすぐなまゆ毛は強い印象を、薄く垂れ下がったまゆ毛は、弱々しく不安定な印象を与えます。適度な太さと濃さで弓型に描きましょう。

　弓型のまゆ毛は幸せそう、健康的、優しそうなど、大変良い印象を与えると言われています。「目は口ほどに物を言う」と言われますが、マスクを付帯する職業の場合、目だけでなく目とまゆ毛はセットです。

POINT
適度な太さと濃さで、弓型が望ましいです

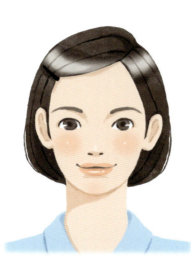 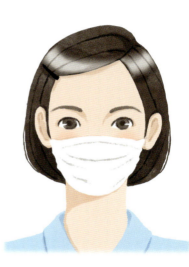

NG

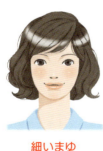 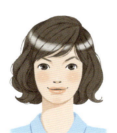 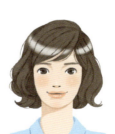 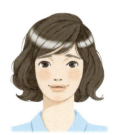

　細いまゆ　　　とがったまゆ　　　まっすぐなまゆ　　　垂れ下がったまゆ

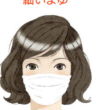 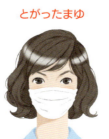 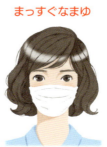 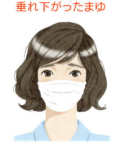

3 まゆ毛の描き方

　まず目頭の線上から目尻まで緩やかなカーブを描きます。目尻から斜め45度の線上に自然に下げます。このとき鋭角にならないようにしましょう。

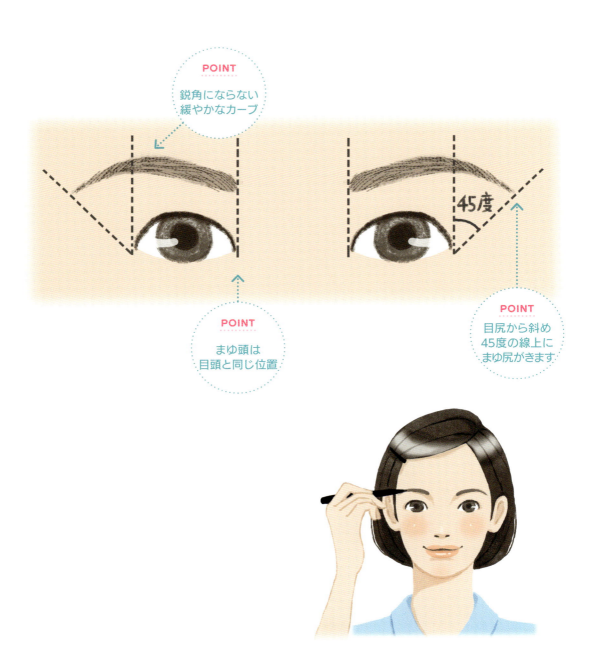

4 アイメイク

　アイメイクは、アイラインを引き、アイシャドウを塗ります。アイラインはこげ茶または黒で目頭から目尻に沿って細く描きましょう。このとき太く描いたり、目尻から上げすぎないようにしましょう。
　アイシャドウは肌になじみやすいブラウン系をおすすめします。まつ毛は、こげ茶や黒のマスカラで上まつ毛のみに塗ります。

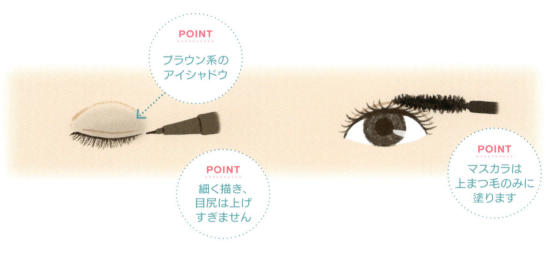

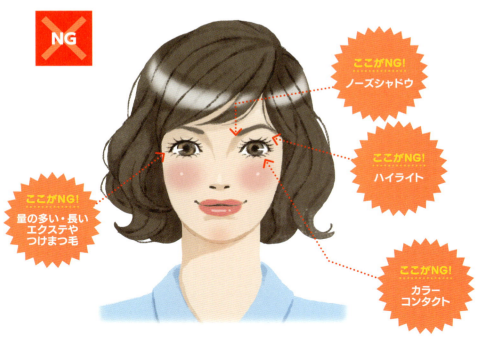

5 チーク

頬が少し明るいだけで明るく健康的な印象になります。**色白の方はピンク、褐色系の方はオレンジ系**のチークを塗りましょう。

チークは頬骨の一番高いところに500円玉くらいの大きさに塗ります。塗りすぎにならないよう、一度手の甲に余分なチークを落とし、ふんわりなじませましょう。

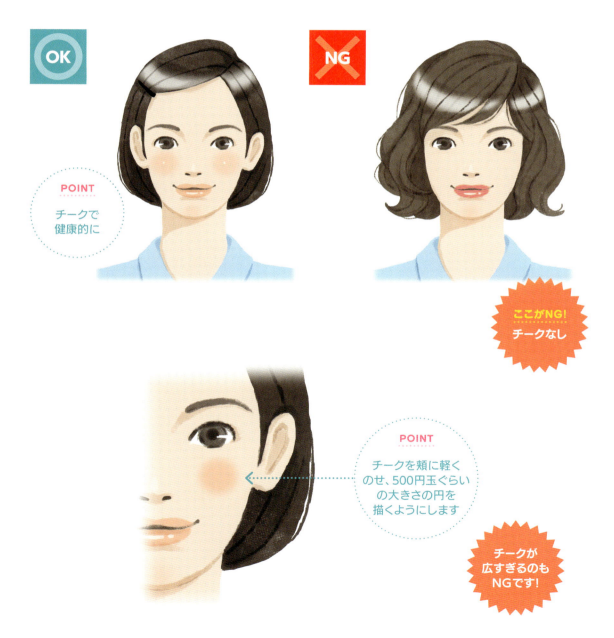

POINT
チークで健康的に

ここがNG!
チークなし

POINT
チークを頬に軽くのせ、500円玉ぐらいの大きさの円を描くようにします

チークが広すぎるのもNGです!

6 リップメイク

くちびるは乾燥によるケアをしっかり行い、ベージュ系またはピンク系の口紅をほんのり塗りましょう。

POINT
ベージュ系
または
ピンク系

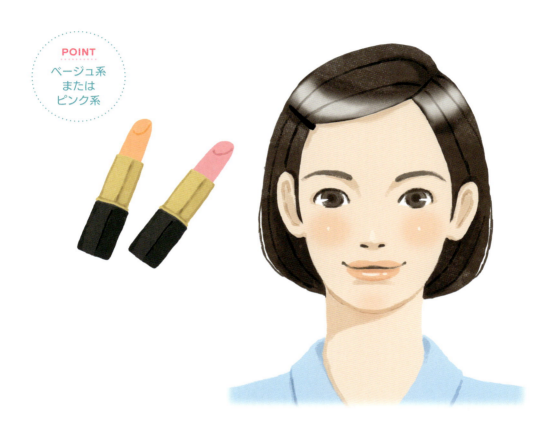

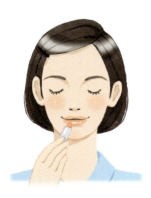

2. "清潔感"のあるヘアメイクで好印象に!

髪型やヘアカラーは"清潔感"が大事です。それによって好印象を与えます。

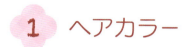 ヘアカラー

髪の色は、黒、自然なブラウンが望ましいでしょう。また、ヘアカラーは時間が経つと根元が黒くなって色の境目が目立ちます。定期的にメンテナンスを行います。

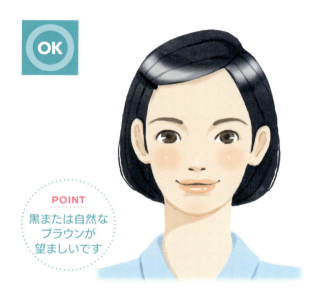

POINT
黒または自然なブラウンが望ましいです

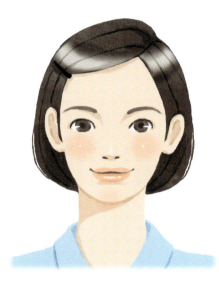

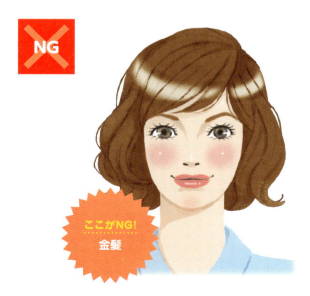

ここがNG!
金髪

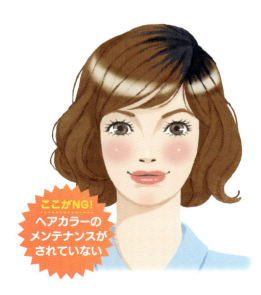

ここがNG!
ヘアカラーのメンテナンスがされていない

2　ヘアケア

　ヘアケアも大切です。艶がない髪は不潔な印象を与えます。髪もお肌同様、良質な睡眠や食事など生活環境に大きく影響されます。また、ブラッシングやトリートメントをこまめに行い艶のある健康的な髪を維持しましょう。

3　ショートヘアの場合

　院内ではうつむき作業も多いです。邪魔にならないようヘアピンで押さえましょう。また、ヘアピンも黒、ネイビー、ブラウンなど髪に近い色を選び、装飾が華美にならないよう留意しましょう。

 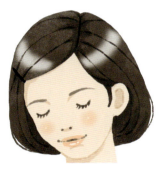 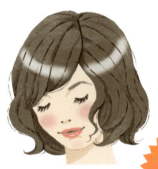

ここがNG！前髪が顔にかかる

4　ロングヘアの場合

　髪をかき上げるしぐさや、垂れ下がった髪は不衛生です。院内では、仕事中に髪を触ることがないようしっかりまとめて結びましょう。

 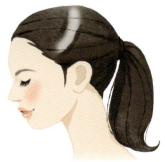 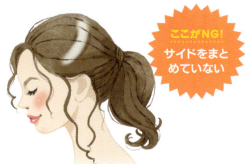

ここがNG！サイドをまとめていない

3.印象を左右する立ち方・姿勢

　どんなにメイクやヘアメイクが好印象であっても、立ち方や姿勢が悪いと、やる気がない印象を与えてしまうことがあります。

　猫背や、胸を閉じた立ち方は暗い印象を与えます。立つときは両足に重心をのせ、背筋を伸ばし、下腹に力を入れて立つことで健康的な印象を与えます。また、手は左右の中指を意識して下ろすか、おへその上で右手を下に、左手を上にして手を組みましょう。

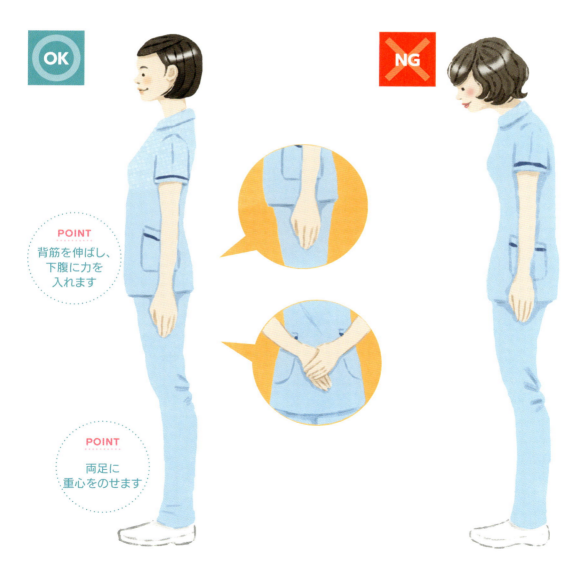

4.写真で見る"好感のもてる人""好感のもてない人"

ここまでに紹介した好感のもてるメイクやNGなメイク、姿勢等を、同じ人物で実践してみました。メイク・ヘアメイクや姿勢でどれぐらい印象が違うのか、比べてみましょう。

好感の持てる人

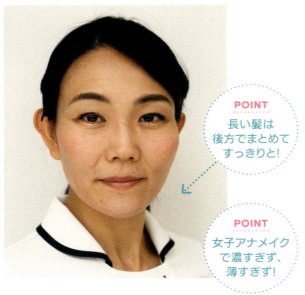

POINT
長い髪は後方でまとめてすっきりと!

POINT
女子アナメイクで濃すぎず、薄すぎず!

右のページと比較してみると一目瞭然ですね。清潔感があり、好感がもてるスタッフに、患者さんは安心されるでしょう。

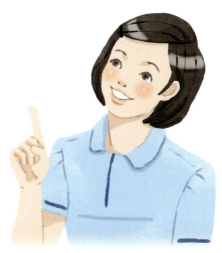

好感の持てない人

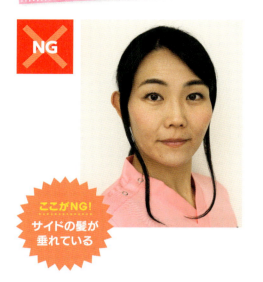

NG

ここがNG!
サイドの髪が垂れている

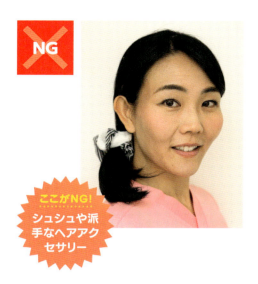

NG

ここがNG!
シュシュや派手なヘアアクセサリー

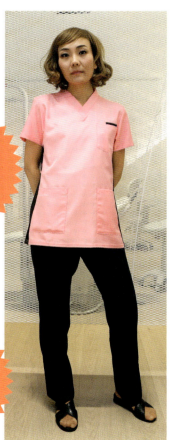

ここがNG!
片足に重心がかかっており、相手を見下ろすような印象を与えている

ここがNG!
足に緊張感がなく開いており、だらしのない印象を与える

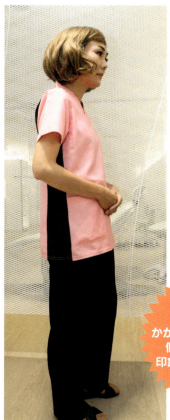

ここがNG!
片足に重心がかかっている姿勢は、側面から見ても印象が悪い。やる気がなく見える

MEMO

PART 3

好感度が高い人の言葉の使い方

敬語や謙譲語、クッション言葉などをうまく使いこなす方は、印象がとても良いです。ビジネスシーンでよく使うものをここでは集めました。ご自身の仕事にあった敬語や謙譲語を書き出し、使うと良いでしょう。

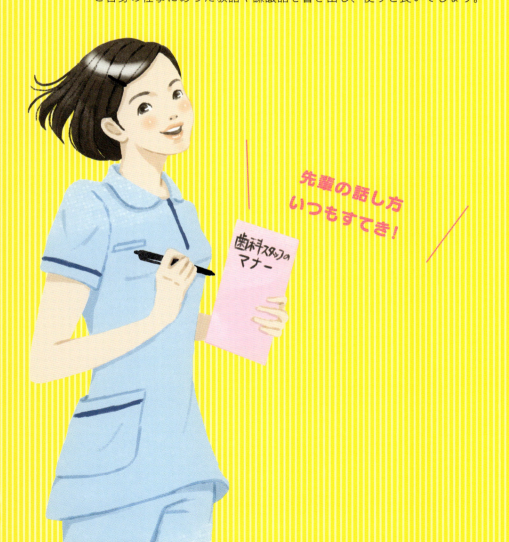

先輩の話し方 いつもすてき！

1 敬語

目上の人や社外の人に対して、相手を敬う言葉遣いのことです。

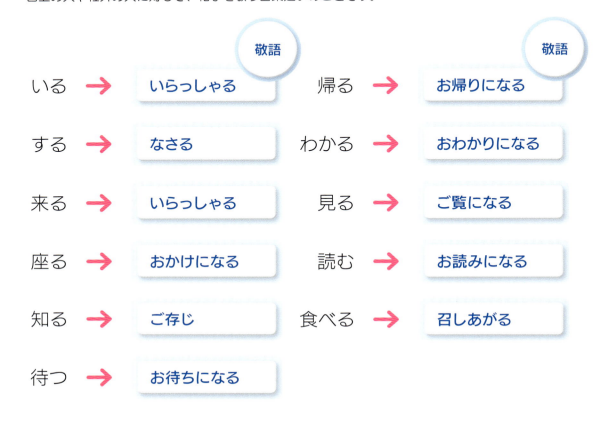

[例題] 敬語になおしてみましょう。

①次回の予約はいつにしますか？

②座って待っていてください。

2 謙譲語

自分をへりくだることで、相手を立てる言葉遣いのことです。

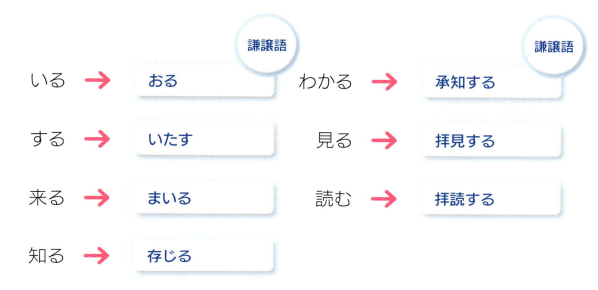

[例題] 謙譲語になおしてみましょう。

①○○の件は知りませんでした。

②わかりました。8時に行きます。

[例題の答え]
①次回のご予約は何日になさいますか？ ②きちんとご予約を承っております。

3 クッション言葉

相手への配慮を示すクッション言葉を使いましょう。

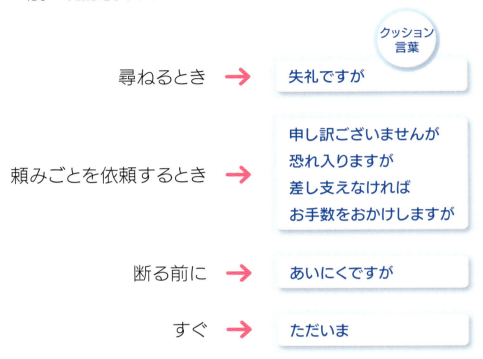

[例題] クッション言葉を入れてみましょう。

①こちらに移動してください。

②その日は予約がいっぱいです。

[例題の答え]
①恐れ入りますが、席を移動していただけますか。 ②あいにくでした。8時に埋まっています。

クッション言葉

普段の言葉		丁寧な言葉
さっき	→	先ほど
今度（こんど）	→	このたび
もうすぐ	→	まもなく
前に	→	以前
後で	→	後ほど
今日	→	本日（ほんじつ）
昨日（きのう）	→	昨日（さくじつ）
明日（あした）	→	明日（みょうにち）
あれ、あっち	→	あちら
これ、こっち	→	こちら
それ、そっち	→	そちら

[前ページの答え]
①恐れ入りますが、こちらにご署名をお願いいたします。②あいにくですが、その日はご予約が埋まっております。同じ10時でしたら、3日の10時、5日の10時でしたらご予約が可能です。ご都合はいかがでしょうか？

4 相手をいたわる言葉がけ

　歯科医院には「怖い」「痛い」とイメージして来院する方が多くいらっしゃいます。あなたの言葉がけで恐怖心を軽減してあげましょう。言葉がけで重要なのは語尾です。「よ」と「ね」を語尾につけることで、印象がやわらかくなります。

　また、患者さんにとって口腔内で何をされているかがわからないことも不安をあおっています。どのような工程を行っているか、治療中どのような症状が起きるかを伝えながら言葉をかけることで、安心感が生まれます。

- 大丈夫ですよ
- あと〇分くらいで終わりますよ
- 今から〇〇をしますね
- チェアを倒しますね
- 順調に進んでいますよ（待っている間のシチュエーション）
- 〇〇をするのでチクッとしますが、大丈夫ですからね
- 不安なことがあったら遠慮なくおっしゃってくださいね
- すぐ終わりますからね
- チェアを起こしますね
- タオルをお顔におかけしますね
- ライトをつけますね

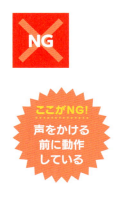

ここがNG！
声をかける前に動作している

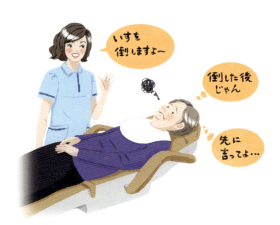

いすを倒しますよ〜

倒した後じゃん

先に言ってよ…

あなたは何ポイント取れる？

マナー指数チェック

YES……10ポイント　NO……0ポイント

- ☐ ユニフォームは毎日洗っていますか？
- ☐ シミや汚れで劣化したユニフォームは買い換えていますか？
- ☐ ユニフォームの丈は短すぎたり長すぎたりしていませんか？
- ☐ 患者さんと話をするときに、マスクを外していますか？
- ☐ タイツではなく、ストッキング（ヌードカラー）をはいていますか？
- ☐ ファンデーションを塗っていますか？
- ☐ まゆ毛は、弓型に描いていますか？
- ☐ つけまつ毛、カラーコンタクトの着用を控えていますか？
- ☐ 清潔感のある髪型ですか？
- ☐ 後ろ髪はゴムでまとめ、前髪をピンで押さえていますか？
- ☐ 爪は短くラウンド型に整えていますか？
- ☐ アクセサリーや貴金属は、すべて外していますか？
- ☐ 毎日、笑顔で明るく仕事をしていますか？
- ☐ 院内でハキハキとした声で、ていねいに話していますか？
- ☐ 猫背になっていませんか？
- ☐ 両足に重心をのせて、背筋を伸ばして立っていますか？
- ☐ 相手の目を見て、挨拶や会話ができていますか？
- ☐ 正しい言葉遣いができていますか？
- ☐ 相手の立場に立った言動を心がけていますか？
- ☐ 睡眠・食事に配慮し、良い生活サイクルを過ごしていますか？

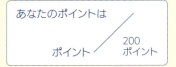

あなたのポイントは　　　ポイント／200ポイント

上記のチェック項目が、すべてYESになるよう改善しましょう！

MEMO

PART4

信頼される人が実践している報告・連絡・相談

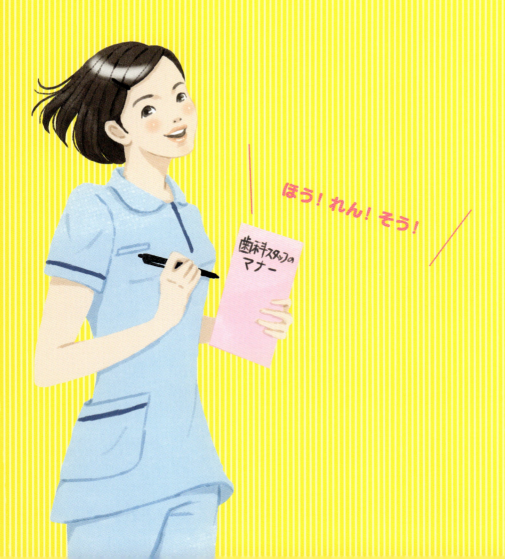

1.「報告」「連絡」「相談」における原則

原則1

「報告」「連絡」「相談」は、円滑な人間関係を構築し、仕事をスムーズにします。

　悩みや課題を解決したり、アイデアが生まれることで仕事の効率も上がります。しかし、「報告」「連絡」「相談」が滞ることで意思疎通ができず、トラブルを招いてしまう原因となっているようです。ビジネスシーンにおいて、非常に重要であることは、言うまでもありません。

原則2

「報告」「連絡」「相談」は、ただ言えばいい、ということではありません。自分も相手もきちんと理解しなければ、無意味といえます。

　発信する側は「報告」「連絡」「相談」の目的や要点を理解し、受信する側に理解できる伝え方をすることが大切です。

\ほう/　\れん/　\そう/

報告　**連絡**　**相談**

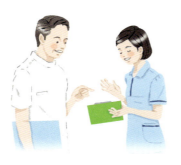
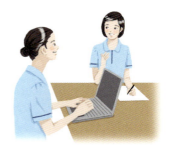

2.「報告」とは ── 歯科医師や先輩の指示・命令に対して、経過や結果を知らせること

1　あなたに指示をした歯科医師や先輩に直接、報告しましょう。

　第三者を介して報告するのは、無責任な行為です。また、あなたに指示をした方にも失礼な行為にあたります。指示した側は、「どうなったか？」と気にかけています。経過や結果を、直接報告しましょう。

2　ミスやトラブルはすぐに報告しましょう。

　ミスやトラブルが起きた場合、叱られることをおそれたり、避けたいという心理がはたらきますが、すぐに歯科医師や先輩、同僚などに状況を報告しましょう。冷静な判断をし、的確なアドバイスでミスやトラブルを最小限にとどめることができることもあります。起きたことは変えられません。ベストな対処法を見出し、問題解決することを優先しましょう。

3　重要な報告はすぐに行いましょう。

　歯科医師や先輩が忙しそうで伝えるタイミングを見計らっていませんか？　重要な情報を伝えなければいけないときは、タイミングを見計らっている場合ではありません。「何でもっと早く言わなかったの？」とトラブルや判断ミスになる前に、迅速に伝えましょう。その際に「お忙しいところ恐縮ですが……」など、クッション言葉を忘れないようにしましょう。

　メモをする習慣を身につけましょう。

　指示を受けたことを忘れないためにメモを取りましょう。数字や金額の間違いなどトラブルになりやすい事柄は必ずメモをし、確認しましょう。また、複数の指示があった場合、優先順位をつけるためにも可視化することは重要なスキルです。メモがないと、指示した側、指示された側が「言った」「聞いてない」の空中論になってしまったり、責任転嫁していては人間関係が悪化するばかりです。そうならないためにもメモを取ることは重要です。

結論から先に伝えましょう。

　指示した側は、結果を知りたがっています。経緯から先に話し始めると「まわりくどい」「できない言い訳をしている」などと誤解を招く場合もあります。そこでまず、「〇〇の件ですが、□□になりました」と結果から伝えましょう。途中の経過説明や原因については、結果を伝えた後に、「実は△△といった経緯があり□□となりました」などのように説明しましょう。

　結論から伝えることを意識するためにもメモは大変有効です。まず、伝えなければいけないことを書き出してみましょう。

「事実」を正確に報告しましょう。

　「〜だと思います」などのように曖昧な報告は「報告」ではなく、「推測」「憶測」です。報告があいまいだと判断を誤らせてしまうことにもなりかねません。まず、起きた「事実」を正確に報告しましょう。どうしてそういうことが起きたのか尋ねられた場合や憶測で伝えたいことがある場合に、「これは私の憶測ですが……」「あくまでも私見ですが……」と断ってから伝えましょう。

メール等で報告した場合は、必ず相手が受け取ったか確認しましょう。

　報告は、相手の顔を見て伝えるのが一番良いのですが、出先で席をはずしている場合などは、メールなどで伝えることも少なくありません。その場合、メールを送ったからと安心してはいけません。相手がメールを見るまで報告はまだ終わっていません。サーバーの事情や通信事情で届いていないこともあります。メールを送信した後、メールを確認していただくよう必ず電話で伝えましょう。

指示した側の気持ちになって報告しましょう。

　あなたが指示した立場になったら、どのような報告を望みますか？ きっと迅速で正確な報告を期待しますよね。指示を出した側は、全体を見渡しながら、状況判断をし、次の段取りを考えながら仕事を進めています。医療の現場では、特にお互いを信頼し、安心して仕事を進めるためにも、「報告」はとても大切なコミュニケーションのひとつです。

3.「連絡」とは── 関係者全員に情報を知らせ共有すること

1　明確に伝えましょう。

たとえば学校行事の運動会をイメージしてみてください。多くの場合、「小雨決行」と記載されています。その場合、当日の雲行きが怪しいと学校の電話が一斉に鳴ります。これは連絡する側、連絡を受けた側の両者に、大変なストレスが生じます。

ビジネスシーンでは、このようなどちらか判断しかねる連絡は避けましょう。曖昧な表現ではなく、できるだけ明確に伝えましょう。

2　関係者全員が周知しているかチェックしましょう。

関係者の中に、「聞いてなかった」「知らなかった」という人がいると社内の人間関係がギクシャクするケースもあります。関係者が一目でわかるように関係者リストを作成し、連絡済みにはチェックを入れ全員に連絡が行き渡ったことを確認しましょう。

3　迅速に連絡しましょう。

急ぎの連絡は関係者全員に迅速に伝えなければなりません。しかし、一人では困難な場合もあるでしょう。迅速に伝える手段として、第三者に依頼してもいいのですが、内容が正しく伝わるよう可視化し、伝えたかどうか確認を怠らないようにしましょう。

　連絡すべき順番を意識しましょう。

連絡内容によっては伝える順番を考慮する必要があります。連絡を受ける側の立場に立って、まず、誰に、どこに伝えたら良いのか優先順位をつけましょう。

　体調不良で休暇を取る場合は、必ず自分で連絡しましょう。

体調管理も仕事のうちです。しかし体調を崩してしまい休む場合には、おそくても始業30分前には電話を入れるようにしましょう。無断欠勤は、絶対にしないでください。また、「休む」「遅れる」という連絡は、必ず自分で電話をしましょう。その際、申し送りがあれば必ず伝えるようにします。そして後日、出勤をした際には、スタッフのみんなに迷惑をかけたことへのお詫びの気持ちを伝えましょう。

4.「相談」とは

歯科医師や先輩、同僚に悩みや意見を聞いてもらいアドバイスをもらうこと

疑問はその都度クリアにしましょう。

わからないことや疑問が生まれたら、その都度上司や先輩に相談や質問をし、クリアにしましょう。疑問を抱えたままで仕事を進めることは、あなただけの問題ではなく、一緒に働いているスタッフ、患者さんにも影響を及ぼします。ミスやトラブルを引き起こしたり、作業効率が下がるなど、迷惑をかけてしまうことにもなりかねません。

最初に相談する相手は、適切なアドバイスを与えてくれる人です。

「〇〇さんには相談しやすい」「人からよく相談される」といった会話を耳にしますが、ビジネスシーンでは、個人感情で相談相手を決めてはいけません。あなたが最初に相談すべき人は、歯科医師や直属の先輩です。指示を受け判断しかねる場合などは、仕事の指示を受けた当事者に直接相談しましょう。

また、相談しアドバイスをもらったら、相談者に結果報告をすることも忘れないようにしましょう。

相談と愚痴は異なります。ビジネスシーンで「愚痴」は禁物です。

「相談があります」と言われ親身に話を聞いていると、ほとんどが「愚痴」だったりします。では、相談と愚痴の違いは何でしょうか？「愚痴」は言っても仕方がないことを一方的に言っているだけの状態です。一方「相談」は、どうすれば良いかを伝え、解決策やアドバイスをもらうことです。

「相談」することを躊躇せず、職場環境をよくすることだと捉えましょう。

「相談」は人間関係を良好にします。相談者は、相談することで心を開くきっかけになったり、悩みを理解してもらい気持ちが楽になることもあります。相談された側も、頼られることはうれしいことです。また、一緒に悩みを解決することで成長します。

MEMO

MEMO

著者プロフィール

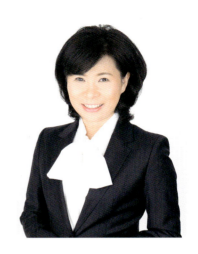

成田 美和子
MARUNOUCHIコンサルティング株式会社
代表取締役

世界最大手幼児英語教材会社にて入社後、わずか4ヵ月でトップセールスとなり、新人賞をはじめ、全国売上1位(約1,400人中)などの経歴を持つ。コンサルティング会社にヘッドハンティングされ、コンサルタント・研修講師の道へ。研修・講演講師、人材コンサルタントとして活躍。商工会議所、大手監査法人、IT業、建設業、病院、大手化粧品メーカーなど多業種の企業にて年間約1,000人の社員研修を行っている。
著作DVDに、『お客様に好かれるプレゼンテーション』(教材DVD)がある。

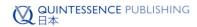

人材育成バイブル本
知らないと院長が損をする！スタッフの"いまどき"マナー

2017年3月10日　第1版第1刷発行

著　　者　成田美和子
　　　　　なりたみわこ

発 行 人　北峯康充

発 行 所　クインテッセンス出版株式会社
　　　　　東京都文京区本郷3丁目2番6号　〒113-0033
　　　　　クイントハウスビル　電話(03)5842-2270(代表)
　　　　　　　　　　　　　　　(03)5842-2272(営業部)
　　　　　　　　　　　　　　　(03)5842-2276(編集部)
　　　　　web page address　http://www.quint-j.co.jp/

印刷・製本　株式会社創英

©2017　クインテッセンス出版株式会社　　　禁無断転載・複写
Printed in Japan　　　　　　　　　　　　落丁本・乱丁本はお取り替えします
ISBN978-4-7812-0546-5　C3047　　　　　定価はカバーに表示してあります